Natürliche Heilmittel für Katzen

AF284667

Kirsten Schulitz

Natürliche Heilmittel für Katzen

© 2020 Schulitz, Kirsten

Herstellung und Verlag:
BoD - Books on Demand, Norderstedt

ISBN 9783752611175

Dieses Buch ersetzt selbstverständlich nicht den Gang zum Tierarzt oder Tierheilpraktiker.

Die Informationen und Ratschläge in diesem Buch sind mit aller Sorgfalt zusammengestellt und mehrfach überprüft worden. Dennoch kann eine Garantie nicht übernommen werden. Eine Haftung der Autorin für Schäden irgendeiner Art, die sich direkt oder indirekt aus dem Gebrauch der hier vorgestellten Anwendungen ergeben, ist ausgeschlossen. Bitte nehmen Sie bei ernsthaften Beschwerden Ihrer Katze professionelle Diagnose und Therapie durch einen Tierarzt, Tierheilpraktiker oder Katzenhomöopathen in Anspruch.

Die Wirksamkeit der Naturheilkunde ist bisher wissenschaftlich nicht nachgewiesen oder umstritten.

Die Natur bietet uns so viel,
wir müssen diese großartigen Möglichkeiten nur kennen.

Inhaltsverzeichnis

9

Vorwort

Liebe(r) Katzenfreund(in),

ich freue mich sehr, daß Sie dieses Buch in Ihren Händen haben und sich für die großartigen Möglichkeiten, die uns die Natur bietet, interessieren.

Seit vielen Jahren bin ich als Katzenhomöopathin tätig und beschäftige mich seit jeher intensiv nicht nur mit der Homöopathie, sondern auch grundsätzlich mit weiteren natürlichen Heilmöglichkeiten, die unseren Katzen zu mehr Gesundheit verhelfen können.

Sämtliche Informationen in diesem Buch sind nach bestem Wissen und Gewissen sorgfältig recherchiert und größtenteils von mir selber bei meinen eigenen Katzen erprobt worden bzw. haben sich in meinen Katzenberatungen als hilfreich erwiesen.

Ich hoffe, ich kann auch Ihrer Katze mit diesem Ratgeber zu mehr Gesundheit auf natürliche Weise verhelfen.

Schnurrige Grüße,

Ihre Kirsten Schulitz

Anleitung

Am besten wäre es natürlich, und ja auch sinnvoll, wenn Sie sich dieses Buch von Anfang bis Ende einmal in Ruhe durchlesen, damit Sie so alle natürlichen Heilmittel kennen lernen, was vorrangig ja auch Sinn dieses Buches ist.

Hat Ihr Kätzchen jedoch bestimmte Beschwerden, so gehen Sie bitte zuerst in die Liste „Welches Mittel wann?", denn hier sind die natürlichen Heilmittel den jeweiligen Symptomen bzw. Heilansätzen genau zugeordnet, so daß Ihnen diese Liste genau aufzeigt, welche Mittel für Ihr Kätzchen hilfreich sind.

Diese angezeigten Mittel lesen Sie sich dann in Ruhe durch und entscheiden, was Sie persönlich für Ihren kleinen Tiger als am besten geeignet ansehen.

Sind mehrere Möglichkeiten als Unterstützung hilfreich, entscheiden Sie sich bitte nur für eines bzw. einige wenige. Sollten diese nicht wie gewünscht helfen, gehen Sie zu den anderen Möglichkeiten über.

Natürliche

Heilmittel

Algen

Algen sind ein kleines, großes Wunder der Natur, die so viele wertvolle Inhaltsstoffe beherbergen, daß sie hierdurch unzählige großartige Möglichkeiten bieten, unseren Katzen zu helfen.

Es ist insbesondere die **Spirulina-Alge,** die ich hier empfehlen möchte. Diese Blaualge, Seealge, Süßwasseralge ist ein großartiges Nahrungsergänzungsmittel auch für unsere kleinen Tiger.

Die Spirulina-Alge ist reich an **Vitalstoffen, Mineralien, Aminosäuren, Vitaminen, und sie ist auch ein Eiweißlieferant.**

Auch hervorzuheben ist, daß Spirulina viel **Vitamin-B12** enthält, das als bioverfügbar gilt; der Körper kann es also verwerten und für sich umsetzen. Dies ist natürlich insbesondere auch für Veganer sehr interessant, und hier meine ich die Menschen, aber Vitamin-B12 braucht natürlich auch so manche Katze.

Ferner hat sich diese Alge bewährt gegen **Viren, Bakterien, Parasiten und Infektionen.**

Daher kann ich hier nur schreiben, daß es für sich eine gute Idee ist, unseren Katzen regelmäßig Spirulina-Alge ins Futter zu geben.

Von meinen eigenen Erfahrungen her fressen die meisten Katzen diese gerne und problemlos, zumal sie ja ein wenig nach Fisch riecht...

Auch wenn das Kätzchen einen **erhöhten Nährstoffbedarf** hat, kann diese Alge für sie ein kleines Kraftpaket sein.

Grundsätzlich unterstützt Spirulina auch das **Immunsystem, den Stoffwechsel und die Blutfunktion.**

Und die Spirulina-Alge **reinigt das Blut, sie entgiftet.** Dies ist natürlich sehr wichtig und interessant bei allem, was bei dem kleinen Tiger die eine oder andere Art von Vergiftung hervorgerufen haben mag. Dies gilt auch im Hinblick auf Medikamente, etc.

Auch die **Darmflora** wird von diese Alge positiv beeinflußt.

Mehr als interessant ist auch, daß Spirulina ein **bösartiges Krebswachstum stoppen** soll.

Ebenso soll sie sich bewährt haben, den **Blutzucker zu regeln.** Also definitiv ein Nahrungsergänzungsmittel für die **Diabetes-Katze.**

Hat die Katze (leichten) **Zahnstein,** geben Sie ihr Algen, und hier hat sich eigentlich **jede Alge** bewährt, es muß nicht Spirulina sein. Aus meinen eigenen Erfahrungen und von meinen „Katzenkunden" (vom Tierarzt bestätigt) kann ich definitiv berichten, daß eine regelmäßige Gabe von Algen über einen gewissen Zeitraum Zahnstein gesichert reduziert.

Algen bekommt man vorrangig als **Pulver oder getrocknet**. Getrocknete Algen läßt man kurz ein wenig in Wasser aufweichen. Auch Algen in **Tablettenform** werden angeboten, teilweise auch für Katzen selber.

Am einfachsten ist natürlich das Pulver, das man ins Futter untermischt. Aber auch getrocknete Algen (in Wasser eingeweicht) werden von meinen eigenen Katzen problemlos genommen, sogar pur.

Die Katze erhält demnach einfach ein wenig Algen ins Futter; Dauer und Menge sind abhängig von der Art der Erkrankung und der Darreichungsform. Man sollte hier ein wenig austesten, sich herantasten, mit einer kleinen Menge beginnen (eine große Messerspitze beim Pulver), dies dann nach und nach erhöhen (bis zu ½ Teelöffel am Tag beim Pulver).

Wenn wir nun auch noch sehen, daß Algen zur **natürlichen Ernährung der Katze** gehören, denn eine Katze in der freien Natur, die Gewässer in der Nähe hat, fängt ja Fisch, und dort sind auch Algen bzw. der Fisch hat Algen im Körper, dann gibt uns dies noch einen weiteren Grund, Algen zur Katzenernährung grundsätzlich beizufügen. Und so nutzen natürlich auch die Menschen, die ihre Katzen barfen, Algen im Barf-Futter für ihre kleinen Tiger. Barf ist die komplette Rohernährung der Katze.

Wichtig, wie immer, ist auf 100% Algen zu achten und natürlich auf eine gute Qualität, wenn man fertige Produkte kauft. Wählen Sie Spirulina, denn alle obigen Vorzüge haben sich bei dieser Algenart bewährt. Nur beim Thema Zahnstein können Sie auch andere Algenarten besorgen.

Zugegeben, Spirulina ist i.d.R. ein wenig teurer, aber ich möchte behaupten, im Sinne der Gesundheit unseres kleinen Tigers, ist es dies absolut wert.

Algen sind somit, insbesondere die Spirulina-Alge, ein kleines Wundermittel der Natur mit unzähligen großartigen Vorteilen und natürlichen Hilfen für unsere Katzen. Insbesondere die Reduzierung von Zahnstein möchte ich hier noch einmal hervorheben.

Aloe Vera

Die Aloe Vera ist eine wertvolle Pflanze, die in subtropischen Zonen wächst, wie u.a. den Kanaren, Afrika, das südliche Mittelmeer, also dort, wo es wärmer ist.

Sie braucht nicht viel Wasser, kann für sich lange ohne Wasser auskommen. Die Aloe Vera ist eine Art Wasserspeicher, was der Grund dafür ist, daß sie lange ohne Bewässerung weiter gedeiht.

Zwei Bestandteile der Aloe Vera sind heil wirkend, zum einen der bittere Saft in der Haut, das Aloin, zum anderen das wertvolle Gel im Inneren der Blätter. Das Aloin wird vorwiegend von der Pharmaindustrie benutzt und dient uns Menschen auch als natürliches Abführmittel. Für unsere Katzen aber ist Aloin Gift, so daß wir für unsere kleinen Tiger nur das innere, wertvolle Gel der Blätter brauchen und uns hierauf konzentrieren.

Dieses Gel kann sowohl **innerlich als auch äußerlich** angewandt werden, je nach Beschwerdebild.

Aloe Vera wirkt **antiseptisch** (keimbekämpfend) und **entzündungshemmend**, ebenso schützt es die Haut und lindert Schmerzen. Dies ist der Bereich der äußerlichen Anwendung. Innerlich angewandt, also eingenommen, kann das Gel der Aloe Vera u.a. **die Selbstheilungskräfte aktivieren und das Immunsystem stärken.**

Und so hat sich Aloe Vera bewährt bei:

Akne

Allergien

Arthritis

Darmentgiftung

Diabetes

Eosinophiles Granulom

Fellpflege

Hauterkrankungen

Herzleiden

Immunstimulanz

Krebs (begleitend)

Verbrennungen

Wundheilung

Nun kann man ganz einfach zu Hause seine **eigene Aloe-Vera-Pflanze** stehen haben und hat damit immer die natürlichste Variante zur Verfügung. In diesem Fall schneidet man bei Bedarf ein Blatt der Aloe Vera ab und drückt entweder das innen enthaltene Gel heraus, oder man entfernt die äußere Hautschicht und erhält so das wertvolle Gel innen.

Ist dies nicht möglich, weil man keinen Garten hat (auch Aloe als Topfpflanze aber kann man versuchen, z.B. im Wintergarten), so kann man natürlich auch Produkte aus dem Handel wählen. Hier gibt es ein sehr reichhaltiges Angebot. Für unsere Katzen bitte absolut darauf achten, daß das Produkt aloinfrei ist. Wählen Sie am besten ein Produkt aus dem Biobereich und achten Sie darauf, daß es zu 100% aus Aloe Vera besteht.

Für unseren kleinen Tiger wählt man entweder ein Gel, wenn man es äußerlich anwenden möchte. Soll die Katze Aloe Vera jedoch oral aufnehmen, bitte einen entsprechenden Saft wählen.

Äußerlich aufgetragen kann Aloe Vera **Hautbeschwerden** lindern und auch heilen, vorausgesetzt, die eigentliche Ursache wurde gleichzeitig verbannt. Wenn also z.B. die Katze eine Hautauffälligkeit zeigt, da sie auf ein Futter bzw. einen Futterbestandteil allergisch reagiert, muß gleichzeitig das Futter umgestellt werden.

Wunden und Verbrennungen werden daher für sich durch das Auftragen der Aloe schneller ausheilen.

Hervorheben möchte ich Aloe Vera gerade auch bei dem **eosinophilen Granulom,** eine spezielle Form der Hautkrankheit unserer Katzen. In einer meiner Beratungen half bei einer Katze, die sehr stark vom Granulom betroffen war, kaum etwas bis nichts, weder schulmedizinisch noch homöopathisch, etc. Bis ich Aloe Vera empfahl, äußerlich wie innerlich. Und sie wurde gesund!

Zur **Darmentgiftung** muß Aloe Vera natürlich auch ins Futter gegeben werden. Hier ist interessant, daß die Aloe das natürliche **Säureverhältnis** wieder herstellen kann.

Grundsätzlich **stärkt Aloe Vera das Immunsystem und regt die Selbstheilungskräfte an**. Daher hilft es unterstützend bei diversen Beschwerden, welches Problem auch immer die Katze hat, durchaus auch **unterstützend bei Krebs bzw. Tumoren**. Doch bei Krebs bzw. Tumoren möchte ich deutlich darauf hinweisen, daß die Aloe nur zusätzlich unterstützen kann, eine weitere natürliche Hilfe darstellt, nicht aber alleine ausreicht, daß die Katze komplett wieder gesund wird. In diesen Fällen sind weitere Mittel und Maßnahmen absolut erforderlich.

Im Hinblick auf **Herzbeschwerden**, Aloe Vera unterstützend eingesetzt, können die **Cholesterin- und Tryglycerinwerte** durch Aloe normalisiert werden. Auch der **Blutdruck, die Sauerstoffversorgung und der Gefäßdruck** können mit Hilfe von Aloe Vera wieder ins Gleichgewicht gebracht werden.

Bei **Diabetes** kann die Aloe Vera den **Zuckerwert normalisieren.**

Immer aber ist wichtig, die Katze gleichzeitig gezielt mit weiteren erforderlichen Mitteln zu behandeln und vor allem auch die Ursache zu verbannen, so z.B. die Ernährung zu verbessern/verändern bei Diabetes, das eventuelle Übergewicht zu reduzieren bei einem Herzproblem.

Aber auch **wenn die Katze Medikamente erhält bzw. erhalten hat**, kann Aloe Vera ihr helfen, diese körperlich besser zu kompensieren. Denn zum einen entgiftet Aloe eben den Darm, zum anderen stärkt sie das Immunsystem.

Bei der äußerlichen Anwendung trägt man das Gel ein- bis zweimal am Tag auf die betroffenen Stellen auf, z.B. eine Wunde.

Soll aber z.B. das Immunsystem der Katze gestärkt werden, muß der Tiger Aloe Vera ins Futter bekommen. Hier erhält die Katze täglich eine kleine Menge Aloe Vera für ein paar Tage, je nach Beschwerdebild. Da Aloe Vera ein wenig bitter schmeckt, bitte mit einer kleinen Menge beginnen, die unters Futter gemischt wird, damit die Katze es auch frißt. Verweigert das Kätzchen absolut Aloe Vera im Futter, kann man noch den Trick anwenden, ihr ein wenig auf die Vorderpfote zu geben, was sie dann naturgemäß abschlecken wird und somit doch oral aufnimmt.

Alles in allem ist die Aloe Vera eine großartige Heilpflanze mit wertvollen Möglichkeiten, insbesondere im Hinblick auf eine Stärkung des Immunsystems, aber auch alle anderen Wirkungen sind absolut nicht zu verachten.

Apfelessig

Die Basis von Apfelessig sind natürlich Äpfel.

Die Herstellung ist super einfach: Man schneidet Äpfel in Stücke, gibt diese in Wasser, verschließt das Glas gut und wartet. Es „gärt" vor sich hin, und mit der Zeit erhält man Apfelessig.

Man kann Zucker dazu geben, aber da es hier um unsere Katzen geht, lassen wir dies weg.

Apfelessig ist ein großartiges Mittel gegen **Entzündungen**. Denn Apfelessig zieht jede Entzündung raus! Allerdings müssen wir auch hier natürlich sehen, was bei unseren kleinen Tigern möglich ist. Daher können wir Apfelessig bei unseren Katzen **bei äußeren Entzündungen einsetzen, nicht aber bei innerlichen.** Denn kaum eine Katze wird freiwillig Apfelessig zu sich nehmen.

Und so kann man Apfelessig dann gegen Entzündungen einsetzen, wenn um diesen Bereich ein Wickel möglich ist. Hat die Katze also z.B. eine Entzündung an der Pfote, dann tränkt man ein Tuch in ein Gemisch mit **einer Hälfte Wasser und einer Hälfte Apfelessig** (pur ist zu stark, dann kann es die Haut reizen) und wickelt dieses Tuch um die betroffene Stelle der Pfote. Es reicht nicht, kurz nur einmal auf die Stelle zu tupfen; der Apfelessig sollte eine Weile lang per Tuch auf dem Bereich bleiben.

Dies sollte natürlich am besten dann angewandt werden, wenn die

Katze gerade müde ist und schläft und man weiß, daß sie i.d.R. noch eine Weile lang schlafen wird.

Man läßt diesen Wickel so lange um, wie es die Katze zuläßt. Denn i.d.R. streift der kleine Tiger das Tuch mit der Zeit eh ab...

Ferner hat sich Apfelessig gegen **Flöhe, Zecken und Milben** bewährt. Auch hier mischt man einen Teil Wasser mit einem Teil Apfelessig. Wieder wird ein Tuch hierein getränkt, womit die Katze dann sanft abgerubbelt wird.

Bei **Ohrmilben** kann man ein wenig der Mischung in die Ohren geben, täglich ein- bis zweimal.

Handelt es sich jedoch um einen massiven Flohbefall, so reicht diese Maßnahme meinen Erfahrungen leider nicht aus. Aber bei wenigen Flöhen sollte es zumindest den Versuch wert sein.

Apfelessig hat noch sehr viele weitere großartige Möglichkeiten, gerade auch, wenn die Katze ihn oral aufnimmt. Doch kaum eine Katze wird Apfelessig von sich aus fressen, schon gar nicht pur, aber auch nicht unters Futter gemischt. Bei Hunden soll dies eher möglich sein. Insofern möchte ich hier nicht weiter in die Tiefe gehen, denn es gibt noch viele weitere natürliche Mittel, die oral aufgenommen, unters Futter gemischt, unsere Katzen gut unterstützen können, die sie problemlos und von selber fressen.

Vorrangig ist Apfelessig somit ein sehr gutes Mittel, äußerliche Entzündungen „heraus zu ziehen".

Bierhefe

Bierhefe ist praktisch ein Nebenprodukt der Bierherstellung. Die Hefe ist die getrocknete und pulverisierte Form von Hefepilzzellen.

Für unsere Katzen nehmen wir Bierhefe am besten als Flocken oder Pulver, denn so können wir diese ganz einfach dem Futter beimischen.

Bierhefe enthält viele **Vitalstoffe** und vor allem viele **B-Vitamine.**

Sie regt den **Stoffwechsel** an, reguliert die Bildung von **Magensäften**, hält die **Darmflora** gesund und stärkt die **Nerven.**

So hat sich Bierhefe bewährt bei **Haut- und Fellproblemen**, auch bei Verdauungsstörungen (Durchfall). Für sich ist Bierhefe ein tolles natürliches Mittel für eine **gesunde Haut und ein seidiges Fell.**

Aufgrund der Unterstützung für die Darmflora, kann Bierhefe **vorbeugend nicht schaden gegen Gifte.** Aber auch bei **Flöhen und Zecken** kann Bierhefe vorbeugend bzw. unterstützend gegeben werden, denn sie verändert den Hautterrain.

Durchfall ohne erkennbare Ursache bzw. ohne weiteren Grund (ggf. auch einmal bitte das Futter wechseln) kann mit Bierhefe gut in den Griff bekommen werden.

Sehr hilfreich ist Bierhefe aufgrund der vielen B-Vitamine, wenn die Katze unter einem **Leberproblem** leidet, denn in diesem Fall braucht der kleine Tiger diese B-Vitamine.

In diesem Zusammenhang möchte ich darauf hinweisen, daß ein Giardienbefall ebenso zu einem Vitamin-B-Mangel führen kann. Hier jedoch ist Bierhefe kontraproduktiv, denn Giardien ernähren sich von Kohlenhydraten, die ebenso in der Bierhefe stark enthalten sind.

Auch sollte einer Katze mit Niereninsuffizienz keine Bierhefe gegeben werden, aufgrund des erhöhten Phosphorgehaltes, was eine nierenkranke Katze nicht gut verarbeiten kann.

Und ein Zuviel an Bierhefe kann zur Verstopfung führen, auch hierauf möchte ich hinweisen. In diesem Fall einfach die Menge reduzieren bzw. die Bierhefe erst einmal wieder weglassen, bis sich die Verstopfung wieder erledigt hat.

Mengenmäßig beginnt man am besten, der Katze täglich ca. eine Messerspitze Bierhefe ins oder aufs Futter zu geben, was man bis zu einem Viertel Teelöffel am Tag erhöhen kann.

Ich selber nutze Bierhefe übrigens erfolgreich gerne als **„Appetitanreger"**, wenn meine Katzen meinen, sie müßten ein wenig mäkelig mit dem Futter sein.

Bierhefe ist daher ein großartiges Produkt für ein schönes Fell und die beste „Nahrungsergänzung" bei einem Leberproblem, ferner eine gute Hilfe, wenn die Katze Durchfall hat.

CBD-Öl

Dieses Öl wird aus der **Cannabispflanze** gewonnen, also aus der Hanfpflanze.

CBD steht für **CannaBiDiol.**

Es gilt als Nahrungsergänzungsmittel, ist frei verkäuflich, legal, denn ein Rauschzustand wird hiermit nicht hervorgerufen. Und so ist CBD-Öl praktisch ein **Wirkstoff der Cannabispflanze ohne Rauscherzeugung.**

Unsere Katzen erhalten das CBD-Öl oral, **übers Futter.**

Bewährt hat sich CBD-Öl insbesondere zur **Linderung von Schmerzen**, gerade auch bei **Krebspatienten.** Ferner wirkt es **entspannend und beruhigend**, so daß es auch eingesetzt wird bei **hyperaktiven** Tigerchen und unterstützend bei **Epilepsie.** Aber auch bei **Arthritis** und **Entzündungen** kann CBD-Öl zusätzlich helfen.

Grundsätzlich gibt es CBD in verschiedenen Darreichungen, für unsere Katzen hat sich jedoch vorrangig das Öl bewährt.

Wählen Sie am besten ein Produkt mit **100% Cannabisöl**, wo keine weiteren Zutaten enthalten sind. Der Prozentgehalt von CBD sollte am besten **10%** betragen, denn dies hat sich für die kleinen Tiger bewährt. Ferner sollte das CBD-Öl für unsere Katzen **terpentinfrei** (ja, erstaunlich, daß Terpentin für sich hier enthalten sein kann...) sein.

Beginnen Sie mit einer geringen Dosierung von **1 Tropfen** z.b. aufs Futter und testen Sie sich langsam heran, welche Dosierung Ihre Katze benötigt. Grundsätzlich gilt, je milder die Beschwerden, umso kleiner sollte die Dosierung sein, je stärker die Probleme, umso höher können Sie dosieren. So reicht z.b. eine kleine Menge, wenn das Öl zur Beruhigung dienen soll, bei (starken) Schmerzen aber wird Ihr Tigerchen eine höhere Dosierung brauchen.

Die Wirkung jedoch braucht ein wenig Zeit. Daher bitte die entsprechende Dosierung ein paar Tage beibehalten, beginnend mit einer niedrigen Dosierung, und beobachten. Wenn Sie dann mit den Tagen merken, daß diese Dosierung nicht ausreicht, dann erhöhen Sie in kleinen Schritten tropfenweise.

CBD-Öl kennt keine Nebenwirkungen. Das einzige, was bei einer Überdosierung passieren kann, so der aktuelle Informationsstand, ist, daß Ihre Katze erbricht. Hierzu aber muß sie eine wirklich hohe Menge erhalten haben, so daß auch dies fast ausgeschlossen ist.

Alles in allem ist CBD-Öl eine großartige Unterstützung insbesondere bei Schmerzen, aber auch bei Epilepsie und kann gerne benutzt werden, wenn die Katze eine zusätzliche Entspannung braucht.

Grünlippmuschelpulver

Wenn Ihre Katze unter **Arthrose** leidet, haben Sie vielleicht schon von Grünlippmuschelpulver gehört?

Denn genau bei diesem Beschwerdebild ist dieses Pulver, Extrakte aus neuseeländischen Muscheln, eine großartige Hilfe für unseren Tiger, weil es die Produktion der Gelenkschmiere unterstützt und die Regeneration der Knorpelmasse und der Gelenke fördert.

Zusätzlich wirken die enthaltenen Omega-3-Fettsäuren **entzündungshemmend und schmerzlindernd.**

Denn eine Katze mit Arthrose hat leider Schmerzen, da der Gelenkknorpel verändert ist. Man redet auch von Gelenkverschleiß, was dann im Röntgenbild zu erkennen ist, wenn unser Tiger uns Bewegungsauffälligkeiten zeigt und sich, wegen der Schmerzen, weniger bewegt.

Viele Berichte von Katzenhaltern, die ihrem Kätzchen Grünlippmuschelpulver bei Arthrose gegeben haben, beobachten eine sichtbare Besserung der Bewegungen ihrer Katze. Und jeder, der seinem Kätzchen mit Arthrose Grünlippmuschelpulver verabreicht, ist glücklich, daß der kleine Tiger sich wieder mehr und freudiger bewegt und bewegen kann, weil die Schmerzen abgenommen haben oder gar verschwunden sind und die Gelenke nun wieder besser arbeiten.

Aber auch bei **Arthritis** (Gelenkentzündung) und **Gelenkfehlstellungen** hat sich das Grünlippmuschelpulver bewährt.

Grünlippmuschelpulver braucht jedoch ein wenig Zeit, bis es seine Wirkung entfaltet. Daher sollte man ein wenig geduldig sein und nicht nach nur einem Tag gleich aufgeben, sondern es konsequent weiter geben, am besten einfach unters Futter mischen. Nach ein paar Tagen bis wenigen Wochen wird der positive Effekt sichtbar werden.

Unser kleiner Tiger erhält eine tägliche Menge von ca. **0,5 Gramm** mit seinem Futter.

Und so ist Grünlippmuschelpulver eine hervorragende Unterstützung grundsätzlich bei Gelenkbeschwerden: Arthrose, Arthritis und Gelenkfehlstellungen.

Halswickel

Das Kätzchen hat eine **Hals- bzw. Rachenentzündung** oder einen **Kehlkopfkatarrh?** Machen Sie ihm einen Halswickel!

Dieser Halswickel wird auch **Prießnitzwickel** genannt. Man nimmt ein **naßkaltes (Taschen-)tuch,** legt bzw. wickelt es um den Hals, hierum wickelt man einen kleinen, trockenen Wollschal o.ä.

Am besten wählt man natürlich eine Situation, wo der kleine Tiger gerade schläft und eh müde ist. Die meisten Katzen mit den entsprechenden Beschwerden lassen sich dies gut gefallen, natürlich aber nicht jede.

Daher läßt man diesen Wickel so lange, wie es für die Katze o.k. ist. Läßt sie es nicht zu, war es zumindest den Versuch wert.

Falls der Hals noch naß sein sollte, wenn man den Halswickel abnimmt, bitte kurz sanft trocken tupfen.

Einmal am Tag der Halswickel ist schon einmal eine gute Hilfe, zweimal wäre natürlich besser.

Dieser Halswickel bzw. Prießnitzwickel ist somit eine großartige Hilfe für Katzen mit Hals-/Rachen- oder Kehlkopfentzündung.

Heilerde

Heilerde ist ein Naturprodukt, ein Pulver, das aus eiszeitlichen Lösablagerungen gewonnen wird.

Bewährt hat sich Heilerde zur **Entgiftung**, z.b. nach Antibiotika oder anderen Medikamenten, denn Heilerde bindet Giftstoffe.

Auch zur allgemeinen **Darmreinigung** ist Heilerde für unsere Katzen zu empfehlen.

Entsprechend ist Heilerde auch ein prima Mittel, wenn die Katze **Durchfall** hat, wobei die Ursache natürlich zusätzlich abgeklärt werden sollte. Hat die Katze also z.b. Würmer und daher Durchfall, dann müssen natürlich auch die Würmer aus dem Körper.

Wenn erforderlich, erhält die Katze **0,2 g bis 0,5 g Heilerde am Tag, mit ein wenig Wasser vermengt,** in ihr Futter.

Insgesamt ist insbesondere beim Durchfall des Kätzchens und zur Entgiftung Heilerde eine gute Wahl und Hilfestellung.

Honig

Wenn ich hier jetzt Honig als natürliches Heilmittel erwähne, so finde ich persönlich, wird es sehr deutlich, was für Schätze wir schon immer aus der Natur haben, die wir kennen, die zu unserem Alltag gehören, und doch werden sie trotz ihrer bekannten erstaunlichen Heilwirkung von der Schulmedizin verdrängt.

Honig wird von den Honigbienen aus dem Nektar von Blüten erzeugt, für ihre eigene Nahrungsvorsorge. Bekanntermaßen nutzen wir Menschen aber auch schon lange diesen Honig als Nahrungsmittel.

Auch im Barf-Bereich (Rohernährung) für Katzen wird Honig mit genutzt.

Wichtig ist, auch unseren Katzen nur guten Honig zu bieten, **reiner Honig ohne Zusatzstoffe, kalt geschleudert, nicht erhitzt,** also absolut natürlich.

Honig bietet Mineralstoffe, enthält Aminosäuren und Vitamine. Er **liefert Energie,** wirkt **entzündungshemmend** und ist **antibiotisch** (wirkt gegen Bakterien).

Ein **natürliches Antibiotikum** ist Honig, das tatsächlich oft effektiver wirkt als Antibiotika selber. Denn in Tests wurde erwiesen, daß Honig gegen alle Bakterien hilft und sich keine Resistenzen bilden. Anders als bei Antibiotika, denn jedes Antibiotikum tötet immer nur bestimmte Bakterien, nicht aber sämtliche. Und daß sich bei Antibiotika Resistenzen bilden können, ist eh in aller Munde.

Und so hat sich Honig sehr bewährt bei **Erkältungen**, gerade auch beim **Husten** der Katze, bei **Appetitlosigkeit**, gar bei **Blutarmut**.

Honig **stärkt das Immunsystem** und wirkt sich positiv auf den **Stoffwechsel** aus.

Aber auch bei **Ekzemen und Wunden** kann Honig eine Heilwirkung erzielen. Hier trägt man den Honig auf die betroffenen Stellen auf; man muß jedoch einen Verband darum legen, denn sonst schleckt der Tiger sofort alles wieder ab.

Denn Honig schmeckt den Katzen i.d.R. prima und wird so von ihnen problemlos genommen. Man kann ihn somit pur geben oder ins Futter. Hier jedoch möchte ich auch einwerfen, daß meine eigenen Katzen nicht wirklich ein Fan von Honig geworden sind, weil dieser ihnen zu sehr am Mäulchen klebt...

Mehr als **einen Teelöffel** am Tag sollte die Katze jedoch nicht erhalten.

Honig ist jedoch purer Zucker, hierauf möchte und muß ich dennoch hinweisen. Und dies ist natürlich nicht so prima für die Zähne.

Eine Katze, die an Diabetes leidet und **unterzuckert** ist, sollte als Sofortmaßnahme Honig bekommen.

Vielleicht ist es einfach einmal immer den Versuch wert, bevor der Tierarzt zu Antibiotika greift, der Katze zuerst einmal Honig zu geben? Denn dieser hat keine Nebenwirkungen und belastet den Körper nicht.

Honig, ein einfaches, altbekanntes, altbewährtes natürliches Antibiotikum, das leider in Vergessenheit geraden ist.

Joghurt

Joghurt, ein uns allen bekanntes Milchprodukt, enthält viele **gute Darmbakterien.**

Und daher ist Joghurt eine großartige Möglichkeit, **den Darm unserer Katzen auf einfache und natürliche Weise zu sanieren.**

Ferner, als Milchprodukt, enthält Joghurt viel **Kalzium.** In dieser Hinsicht möchte ich hier darauf hinweisen, daß das natürliche Verhältnis in der Katzenernährung ein Verhältnis von Kalzium zu Phosphor von ca. 1:1 ist. Dieses Verhältnis finden wir entsprechend in der tatsächlich natürlichen Ernährung unserer Katzen, in der lebenden Maus.

Nun aber enthält das durchschnittliche Katzenfutter oft einen erhöhten Phosphatanteil, denn Phosphat ist viel im Fleisch enthalten.

Um nun dieses natürliche Verhältnis von Phosphor zu Kalzium wieder auszugleichen, kann der kleine Tiger auch aus diesem Grund ab und zu ein wenig Joghurt erhalten.

Natürlich ist Joghurt keine Hauptmahlzeit, aber ab und zu ein wenig Joghurt ist eine großartige Unterstützung für unsere Katzen im Hinblick auf die obigen zwei Aspekte.

Der Joghurt sollte immer **pur** sein, ohne jeglichen weiteren Zutaten, auf keinen Fall Zucker enthalten, und natürlich ist der Biobereich zu bevorzugen.

Ich selber wähle griechischen Joghurt, der schon sichtbar cremiger ist als der „normale" Joghurt, und auch bei meinen eigenen Katzen die bevorzugte Variante darstellt.

Übrigens, aufgrund der Darmsanierung, hat sich auch bei **Durchfall** die Gabe von Joghurt bewährt.

Und so sollte dieses natürliche Milchprodukt zur allgemeinen Katzenernährung gehören. Aber immer daran denken, ein wenig, keine Hauptmahlzeit. **Ein Teelöffel am Tag bis alle 2 Tage reicht aus.**

Joghurt: perfekt zur Darmsanierung und ein prima Kalziumlieferant zum Ausgleich des Phosphat-Kalzium-Verhältnisses.

Körnerkissen

Hier handelt es sich um ein Kissen, das mit **Getreidekörnern oder Obstkernen** gefüllt ist.

Körnerkissen gibt es im Handel natürlich fertig zu kaufen, aber ebenso ist es auch sehr einfach möglich, sich dies selber herzustellen, indem man eben Getreidekörner oder Obstkerne in ein Kissen füllt, das man vielleicht sogar selbst genäht hat.

Ein Körnerkissen ist eine ganz einfache, natürliche Unterstützung vor allem für **allgemeine Bewegungsbeschwerden** der Katze.

Insbesondere bei **Arthrose** (Gelenkverschleiß), **Spondylose** (Wirbelsäulenverschleiß), **Verstauchungen, Muskelzerrungen** oder auch einem **Bandscheibenvorfall** der Katze kann ein Körnerkissen Linderung verschaffen.

Es gibt zwei Möglichkeiten der Anwendung: **kalt oder warm.**

Braucht man ein kühlendes Körnerkissen, wird das Kissen einfach eine Weile lang in den Kühlschrank gelegt, bevor die Katze in dessen Genuß kommt.

Benötigt man dagegen ein wärmendes Kissen, legt man dies in den Backofen (Temperatur nur minimal!) oder die Mikrowelle (aufgrund der Strahlung würde ich davon aber Abstand nehmen). Bei einem gekauften Körnerkissen wird der Hersteller entsprechende Instruktionen beigelegt haben.

Ob unser kleiner Tiger nun ein kühlendes oder wärmendes Kissen braucht, muß man jedoch austesten, denn dies ist individuell. Bei allen obigen Beschwerden sind beide Varianten möglich, wobei die warme Variante i.d.R. wahrscheinlicher ist.

Das, was der Katze gut tut, wird sie von sich aus aufsuchen und so gerne das Kissen annehmen.

Bietet man der Katze also z.B. ein warmes Körnerkissen, dies tut ihr aber nicht gut, wird sie sich nicht darauf legen. Hier sollte man dann die kühle Variante ebenso austesten.

Das Körnerkissen ist somit eine einfache Möglichkeit, dem Kätzchen mit Bewegungsproblemen, gerade auch chronischen, ein wenig Erleichterung zu verschaffen.

Kokosöl

Kokosöl wird aus dem weißen Fruchtfleisch der Kokosnuß gewonnen.

Auch hier sollte für unsere Katzen ein Kokosöl auf Biobasis gewählt werden.

Reich an Mineralien, Spurenelementen und Vitaminen ist dieses Öl, auch enthält es u.a. Eisen.

Kokosöl hat viele großartige Eigenschaften, um unseren kleinen Tiger zu unterstützen.

Früher hatte ich empfohlen, die Katze mit Kokosöl einzureiben, denn dies hat sich bewährt gegen Parasiten, wie Flöhe und Zecken. Doch hiervon möchte ich inzwischen absolut abraten, auch wenn diese Info stimmt, ebenso, daß Kokosöl prima für ein schönes Fell und eine gesunde Haut ist.

Denn die Katze schleckt sich, einmal mit Kokosöl eingerieben, wie verrückt. Daher ist dies nichts Entspannendes für die Katze, auch verliert das Einreiben dann ja schnell seine Wirkung, und das folgende Erbrechen von Haarballen ist so ziemlich vorprogrammiert.

Aber bei **Ohrmilben** hat Kokosöl durchaus seine Chance, äußerlich angewendet. Hier nimmt man ein festes kleines Tuch mit flüssigem

Kokosöl und wischt damit sanft die Ohren der Katze aus.

Kokosöl verändert seine Konsistenz automatisch, abhängig von der Temperatur. Ist es kühler, haben wir eine feste Konsistenz. Je wärmer aber, umso flüssiger wird es. Ist die Konsistenz zu fest, stellt man das Glas einfach kurz z.b. in die Sonne.

Oral aufgenommen, als ins Futter gegeben oder pur angeboten (meine nehmen es direkt vom Löffel) hilft Kokosöl auch für sich gegen **Pilzbefall**, und es **stärkt die Darmflora**.

Nach einem **Giardienbefall** z.b. ist Kokosöl eine wundervolle Hilfe, den **Darm der Katze wieder zu sanieren**, ins Gleichgewicht zu bringen.

Auch Kokosöl ist ein natürliches Produkt, das die **Abwehrkräfte unserer Katze stärken** kann.

Und Katzen **mit rheumatischen Beschwerden, wie Arthrose**, profitieren ebenfalls vom Kokosöl.

Eine kleine Menge, **erbsengroß bis ¼ Teelöffel am Tag** reicht absolut aus, um unserer Samtpfote etwas Gutes zu tun.

Und so ist auch Kokosöl eine großartige, natürliche Unterstützung praktisch allgemein und insgesamt.

Kokosraspeln

Ebenfalls aus dem Fruchtfleisch der Kokosnuß gewonnen werden Kokosraspeln.

Diese werden von den meisten Katzen sehr gerne genommen und sind im Barfbereich (Rohernährung) eine Standard-Futterergänzung.

Aber auch, wer nicht barft, darf seinen Katzen gerne ab und zu ein wenig Kokosraspeln ins Futter geben.

Diese sind reich an **Ballaststoffen** und somit gut für die **Verdauung.**

Kokosraspeln sind für unsere Katzen vor allem als **Wurm- und Parasitenprophylaxe (u.a. Zecken)** hilfreich.

Sie helfen also vorbeugend gegen Würmer und Co.

Hat die Katze jedoch bereits Würmer, können Kokosraspeln zusätzlich sicherlich nicht schaden, werden aber nicht ausreichen, die Würmer tatsächlich auszutreiben.

Fazit: Als gesunder Futterzusatz und zur Vorbeugung gegen Parasiten sind Kokosflocken eine gute Wahl für die Samtpfote.

Kolloidales Silber

Kolloidales Silber besteht aus Silberfeinstpartikeln und ist rein natürlich. Kolloidal bedeutet: „Stoffe in feinster Verteilung enthaltend". Es bedeutet aber auch, daß zwei nicht lösliche Substanzen gemischt wurden; beim kolloidalen Silber sind dies Silber und destilliertes Wasser.

Es handelt sich hier um ein **desinfizierendes Naturprodukt, das Bakterien, Viren und Pilzen** den Kampf ansagt.

Die Anwendungsbereiche für unsere Katzen mit kolloidalem Silber sind sehr umfangreich:

Akne

Augenentzündung

Darmparasiten

Entzündungen allgemein

Giardien

Halsentzündung

Hautauffälligkeiten allgemein

Herpes

Insektenstiche

Lungenwürmer

Milben allgemein

Mundschleimhautentzündung (Stomatitis)

Neurodermitis

Ohrmilben

Pilzerkrankungen

Schnittwunden

Sonnenbrand

Warzen

Wundheilung

Würmer

Zahnfleischentzündung (Gingivitis)

Das kolloidale Silber kann die Katze zum einen **oral** bekommen, z.B. aufs Futter oder in ein wenig Kondensmilch o.ä. Sie kann das Silber aber auch **äußerlich** erhalten, indem man es beispielsweise auf eine Wunde sprüht, zur Unterstützung der Wundheilung.

Der Handel bzw. die Apotheke bietet kolloidales Silber zum Anwenden **als Spray oder in Tropfenform.**

Kolloidales Silber gibt es in unterschiedlichen Konzentrationen. Ich persönlich rate zu **25ppm** (parts per million), weil sich dies von meinen Erfahrungen her für unsere Katzen bewährt hat. Bei Giardienbefall werden allerdings 50 ppm empfohlen.

Möchte man die Katze äußerlich behandeln, wie bei Hautbeschwerden und äußerem Pilz, hat sich das Spray bewährt, das man einfach auf die betroffenen Stellen aufsprühen kann. Schleckt die Katze dies ab, unterstützt es sie zusätzlich auch innerlich.

Vor allem bei **Pilzbefall** hat sich kolloidales Silber meinen eigenen Erfahrungen nach als das natürliche Heilmittel gegen Pilz schlechthin erwiesen. Hier sprüht man 2-3mal am Tag die betroffenen Stellen ein; ferner erhält die Katze ebenfalls 2-3mal am Tag ein wenig kolloidales Silber auf ihr Futter.

Hat die Katze eine **Augenentzündung,** tropft man ihr sanft täglich 2-3mal ein wenig (1 Tropfen reicht) in das betroffene Auge – hier bitte eine Pipette wählen. Man gibt hier entsprechend das kolloidale Silber wie Augentropfen.

Hervorheben möchte ich auch die großartige Hilfe von kolloidalem Silber bei einer **Zahnfleischentzündung bzw. bei einer Entzündung der Mundschleimhaut.** Am besten wäre es, dem kleinen Tiger das kolloidale Silber direkt auf die entzündeten Stellen im Mäulchen aufzutragen. Nur leider sind die wenigsten Katzen von dieser Idee begeistert. Dennoch, ein (einmaliger) Versuch sollte es Wert sein. Ansonsten erhält die Katze das kolloidale Silber ebenfalls 2-3mal täglich übers Futter.

Bei **Ohrmilben** tropft man der Katze 2-3mal am Tag ein wenig kolloidales Silber in das betroffene Ohr und massiert es danach noch sanft von außen, damit es sich gut verteilt. Ohrmilben können sehr hartnäckig sein, daher hier bitte geduldig sein und konsequent am Ball bleiben.

Hat die Katze **Lungenwürmer,** so ist hier kolloidales Silber eine großartige natürliche Alternative zur chemischen Wurmkur. Lungenwürmer brauchen einen Zwischenwirt. In Deutschland z.B. ist dies die Schnecke, bei mir auf Teneriffa die Eidechse. Da Katzen aber selten Schnecken essen, sind Lungenwürmer in Deutschland, etc. eher selten.

Von der Menge her reicht bei der äußerlichen Behandlung als Spray **ein einziger Sprüher**, was man 2-3mal am Tag wiederholt, bis die Beschwerden sichtbar zurück gehen. Erhält die Katze kolloidales Silber als Augen- oder Ohrtropfen, reicht **1 Tropfen** (bei Ohrmilben ggf. auf 2 erhöhen), was man ebenfalls 2-3mal am Tag macht, bis die Katze keine Beschwerden mehr zeigt. Und bekommt der kleine Tiger das kolloidale Silber oral ins Futter o.ä., reichen auch hier 1 bis 2 Tropfen bzw. 1 bis 2 Sprüher, dies ebenfalls 2-3mal am Tag bis zur deutlichen Reduzierung der Beschwerden.

Ich möchte hier noch darauf hinweisen, daß die Hersteller betonen, daß kolloidales Silber **nicht mit Wasser vermengt** werden darf.

Kolloidales Silber wirkt praktisch wie ein **Breitspektrum-Antibiotikum,** dies jedoch ohne Körperbelastung und ohne Nebenwirkungen. Und so kann man kolloidales Silber auch als **natürliches Antibiotikum** bezeichnen.

Insbesondere die großartigen Möglichkeiten zur Desinfektion bei Wunden, die Heilmöglichkeit bei Pilzbefall und Ohrmilben sowie die Anwendung als natürliche Augentropfen möchte ich persönlich hier noch einmal betonen und hervorheben, ebenso wie die hilfreiche Unterstützung bei einer Zahnfleischentzündung.

Kolloidales Silber: ein natürliches Breitspektrum-Antibiotikum mit unzähligen Heilmöglichkeiten.

Kürbiskerne

Kürbiskerne, die Kerne also vom Kürbis, im Handel in getrockneter Form zu kaufen (bitte ohne Salz), sind insbesondere für Katzen, die an einer **Blasenschwäche** leiden oder sonst in irgendeiner Form **Beschwerden im Blasenbereich** haben, eine hervorragende Hilfe.

Doch Kürbiskerne haben sich für unsere kleinen Tiger ebenso bewährt **vorbeugend gegen Nierensteine und bei Verdauungsproblemen.**

Sehr interessant sind Kürbiskerne aber auch, da sie einer **Haarballenbildung** entgegen wirken. Dies ist natürlich für alle Katzen sehr hilfreich, die hier zu entsprechenden Problemen neigen.

Zusätzlich gehören auch Kürbiskerne zu einer Möglichkeit, die Katze auf natürliche Weise zu **entwurmen.**

Die Kürbiskerne werden am besten per Mörser fein zermalmt und dann unters Katzenfutter gemischt. Ich selber schneide die Kerne aber auch einfach mit einem Messer klein und fein.

Die Katze kann ca. **einen viertel bis halben Teelöffel pro Tag** erhalten, wenn erforderlich.

Setzt man die Kürbiskerne als Wurmkur ein, sollte der kleine Tiger einen halben bis einen ganzen Teelöffel am Tag erhalten, dies eine

Woche lang.

Die wichtigste Eigenschaft von Kürbiskernen für unsere Katzen ist meiner Einschätzung nach die Hilfe bei Blasenbeschwerden, insbesondere bei der Blasenschwäche. Dies kann ich aus eigenen Erfahrungen konkret bestätigen.

Löwenzahn

Löwenzahn, wer kennt ihn nicht. Und das Tolle ist, er wächst draußen wild.

So viele hilfreiche Eigenschaften für unsere Katzen hat Löwenzahn, daß man auch hier wieder nur erstaunt sein kann, was die Natur uns alles bietet, wir sie aber nicht nutzen, aus Unwissenheit.

Denn all dies liefert Löwenzahn unseren kleinen Tigern:

- **fördert den Gallenfluß**
- **blutreinigend**
- **harntreibend**
- **appetitanregend**
- **stärkend**
- **entgiftet**
- **wirkt auf Leber und Galle**
- **regt die Nieren an**
- **regt den Stoffwechsel an**
- **entwässert**
- **regeneriert**

Entsprechend kann Löwenzahn unseren Katzen bei allen Beschwerden gegeben werden, die mit dem einen oder anderen obigen Punkt bzw. Bereich zu tun haben.

Gerade auch bei **Rheuma und Arthrose** ist Löwenzahn eine gute Unterstützung für die Katze, aber auch bei **Magenstörungen, Krämpfen und Koliken.**

Nicht zuletzt kann sich Löwenzahn **verjüngend auf ältere Katzen** auswirken, denn er kann zu mehr Vitalität und Bewegungsfreude führen.

Man sollte die **jungen Blätter** vom Löwenzahn wählen, denn die älteren sind zu bitter. Und bitte immer frische Blätter verwenden. Die Katze erhält täglich einfach eine kleine Menge in ihr Futter, wobei die Blätter natürlich ganz fein geschnitten dem Futter beigemengt werden sollten.

Alles in allem ist Löwenzahn, der an jedem Wegesrand wächst, fast schon eine „natürliche Überraschung" mit ganz vielen Möglichkeiten, unseren Katzen zu helfen.

Magnetfeldmatte

Hier handelt es sich um eine Matte, die **Magnetmodule** enthält. Sie ist problemlos im Handel erhältlich, natürlich auch im Internet.

Für unsere Katzen sind Magnetfeldmatten zu bevorzugen, die **extra für Tiere bzw. Katzen** angefertigt sind, da diese auf die entsprechenden Erfordernisse gezielt eingehen. Daher ist eine Matte für Tiere/Katzen selber besser als eine Magnetfeldmatte für Menschen.

Auffällig und bezeichnend zu beobachten ist, daß die Katze, der diese Matte gut tut, sich von sich aus gerne auf sie legt.

Insbesondere hilfreich ist die Magnetfeldmatte für alle **Beschwerden im Bewegungsbereich,** wie:

Arthritis

Arthrose

Knochenbrüche

Lahmheit

Skeletterkrankungen

Spondylose

Zusätzlich aber hat sich diese Matte auch bewährt bei **Durchblutungsstörungen,** einem **schwachen Immunsystem, zur**

Regeneration allgemein und insbesondere nach Verletzungen und bei **Altersschwäche.**

Aber auch **zur Beruhigung** kann diese Matte eingesetzt werden, bei Aggressionen und Streß.

Es ist ferner einen Versuch wert, **die Magnetfeldmatte statt einem Schmerzmittel einzusetzen.**

Ganz wichtig aber ist auch zu erwähnen, daß diese Matte **NICHT eingesetzt werden darf bei Epilepsie.** Denn sie kann ggf. einen Anfall auslösen.

Die „bedürftige" Katze sollte anfangs **ein- bis zweimal am Tag 15 bis 30 Minuten** auf der Magnetfeldmatte liegen, wobei der Mensch immer beobachten sollte, ob und wann die Katze von sich aus die Matte aufsucht und somit spürt, daß sie diese jetzt braucht. Später kann man diese Zeiträume nach und nach reduzieren auf nicht mehr täglich, sondern nur alle 2 Tage, usw.

Eine Therapie mit der Magnetfeldmatte ist i.d.R. eine **längere bis Langzeit-Therapie** und sollte daher über einen längeren Zeitraum angewandt werden.

Alles in allem ist die Magnetfeldmatte eine hilfreiche Unterstützung und Maßnahme bei allen Beschwerden, die insbesondere mit dem Bewegungsapparat zu tun haben.

Möhren

Möhren bzw. Karotten können wir unseren Katzen entweder **ganz fein roh geraspelt ins Futter geben oder gedünstet und dann püriert.**

Durch das enthaltene **Beta-Carotin** unterstützen Möhren die **Sehkraft** der Katze und sind somit gut für die **Augen.** Hat unser Kätzchen entsprechend Probleme mit der Sehkraft, sieht sie weniger, droht sie gar **blind** zu werden, sollten Sie ihr regelmäßig Karotten unters Futter mischen.

Das ebenfalls enthaltene Falkarinol soll **präventiv gegen Krebs** helfen, also Krebs vorbeugen. Es gibt Berichte/Studien, daß in Ländern, wo viele Möhren gegessen werden, weniger Krebs auftritt.

Zusätzlich wirken die in den Karotten enthaltenen ätherischen Öle lähmend auf Würmer, so daß diese ausgeschieden werden. Entsprechend sind Karotten auch eine prima **natürliche Wurmkur.**

Möhren bzw. Karotten sind somit für alle Katzen eine gute Alternative zur herkömmlichen Wurmkur und ersparen die Chemie. Ist die Sehkraft der Katze reduziert, sind Möhren eine gute natürliche Hilfe. Und eine Prävention gegen Krebs ist natürlich auch nie verkehrt.

Und so sind Möhren/Karotten auch etwas, was die Katze immer einmal wieder bekommen sollte.

Moringa

Moringa wird auch als „Wunderbaum" bezeichnet.

Dieser Baum wächst vor allem in wärmeren, südlichen Gefilden, so u.a. auch auf Teneriffa.

Alles von ihm kann man essen, und alles von ihm hat seine spezielle Heilkraft: Blätter, Blüten, Wurzel, Samen, Rinde.

Moringa gilt daher auch als „Wunderbaum", weil er eine Vitalstoffdichte und so viele Mineralstoffe enthält, wie es sie sonst nirgends in der Natur so geballt gibt.

Und so enthält Moringa:

- Antioxidantien (schützen die Zellen vor Krankheiten und dem Alterungsprozeß)

- Vitamine

- Mineralstoffe

- essenzielle Aminosäuren (wichtig für den Körper, der diese nicht selber aufbauen kann)

- wertvolle Fettsäuren

- Chlorophyll

- Polyphenole (bioaktive Substanzen, die Gefäße und Immunsystem stärken, vor Entzündungen und Krebs schützen)

- Zeatin (Pflanzenhormon, Botenstoff, wirkt wie ein „Jungbrunnen")

Die wichtigste Anwendung von Moringa für unsere Katzen ist die gesamte **Stärkung des Immunsystems.**

Aus diesem Grunde hilft Moringa auch zusätzlich bei **Viruserkrankungen.**

Die regelmäßige Gabe von Moringa führt zu einem **glänzenden Fell und leuchtenden Augen.** Die **Verdauung** wird positiv beeinflußt, der Körper auf natürliche Weise **entgiftet.**

Ferner hat sich Moringa bewährt bei **Arthritis, Osteoporose, Bluthochdruck, Krebs, Rheuma und zur Unterstützung der Sehkraft.**

Sehr interessant ist auch, daß Moringa **übergewichtigen Katzen** beim Abnehmen helfen kann.

Wie immer gibt es auch bei Moringa die unterschiedlichsten Angebote. Sie sollten darauf achten, daß es sich um **Moringa olifeira** handelt und auch hier den Biobereich vorziehen. Wenn Sie ein fertiges Produkt kaufen, achten Sie darauf, daß auch hier der Inhalt zu 100% Moringa ist, ohne weitere Zusätze.

Für unsere Katzen hat sich das reine **Pulver** bewährt, das aus den

Blättern gewonnen wird. Denn dies ist durch die Pulverform einfach zu dosieren, indem man dem kleinen Tiger täglich ca. eine **Messerspitze** unter sein Futter mischt.

Da Moringa ein wenig bitter schmeckt, kann es sein, daß Sie anfangs mit einer noch kleineren Menge beginnen müssen, damit die Katze es frißt und sich daran gewöhnt.

Und so ist auch Moringa ein kleines Wunderwerk der Natur, das insbesondere zur Stärkung des Immunsystems unseren Katzen großartige Dienste leisten kann.

Morosche Karottensuppe

Hier machen wir aus Möhren/Karotten eine Suppe für unseren kleinen Tiger.

Diese Suppe kann beim **Durchfall** der Katze oft Antibiotikagaben unnötig machen. Denn durch die lange Kochzeit entstehen Oligogalakturonsäuren, die verhindern, daß sich an der Darmwand Bakterien anhaften können. Diese Karottensuppe enthält präbiotische Inhaltsstoffe. Und so werden die Bakterien mit dem Kot ausgeschieden.

Auch wenn die Katze zu **Blähungen** neigt, kann diese Suppe ihre Dienste tun.

Und auch bei **Giardienbefall** kann die Morosche Möhrensuppe unterstützend helfen.

Denn diese Suppe kann immer dann eingesetzt werden, wenn die **Darmflora** wieder ins Gleichgewicht gebracht werden muß. Sie hilft also bei allen Beschwerden, die mit dem Darm direkt im Zusammenhang stehen.

Zur Herstellung dieser Karottensuppe nimmt man **250 g gehackte oder klein geschnittene Möhren und 500 ml Wasser. Dies läßt man 1,5 Stunden lang kochen.**

Danach füllt man ggf. Wasser nach, wenn es zu dickflüssig ist. Dann ggf. noch einmal pürieren.

Das Kätzchen mit dem Darmproblem erhält diese Suppe (erkaltet natürlich) gemischt mit magerem, gekochten Fleisch, z.B. Hühnchen.

Und so ist die Morosche Karottensuppe für alle Katzen eine Hilfe, die Beschwerden im Darmbereich haben.

Musik

Musik für Katzen? Oh ja!

Aber nicht irgendwelche, sondern Katzen gerechte Musik.

Unsere Katzen haben sehr empfindliche Ohren, das muß man zum einen natürlich bei diesem Thema bedenken.

Zum anderen brauchen Katzen Musik, die ihnen wirklich gut tut. Und ich persönlich finde es wichtig, daß diese Musik auch den Menschen gefällt. Denn keiner mag sicherlich für seine Katzen eine Musik spielen lassen, die er selber nicht ertragen kann...

Es gibt sogar diverse Studien zu diesem Thema.

Vor allem hilfreich ist die richtige Musik, wenn die Katze **entspannen soll, in Streßsituationen, bei einer Autofahrt**, auch als „Gegenpol" zu **Silvester.**

Aber auch gerade bei Katzen, die zu **Aggressionen** neigen, kann **sanfte, leise, ruhige Musik** unterstützen, ihnen wieder zur Entspannung verhelfen.

Und genau daher, für diesen Zweck, eignet sich am besten **Entspannungsmusik und Meditationsmusik;** aber auch **Klassik** mögen viele Katzen. Insbesondere ebenso **naturnahe Musik,** die **Klänge aus der Natur** enthält, wird von vielen Katzen als angenehm empfunden, sowie natürlich auch **Naturklänge** selber, z.B. Meeresrauschen oder seichtes Vogelgezwitscher.

So gesehen das, was uns Menschen entspannt, entspannt auch unsere Katzen.

Die Forschungen nun haben herausgefunden, daß Katzen **höhere Töne** bevorzugen. Und sie weisen darauf hin, daß Klänge, die Katzen in früher Kindheit erlebt haben, die sie mit etwas Positivem verbinden, sich ebenfalls beruhigend auf den kleinen Tiger auswirken. Hier müssen wir natürlich an das Schnurren unserer Katzen selber denken.

Es ist gar nicht so schwierig herauszufinden, welche Art von Musik unsere Katze nun bevorzugt und welche sie so gar nicht mag. Sobald man die Musik seiner Wahl spielen läßt, seine Katze beobachtet, wird sie deutlich zeigen, ob der Mensch einen Treffer gelandet hat. Denn entweder, die Katze legt sich in tiefster Entspannung hin und genießt – oder sie verläßt das Zimmer...

Doch es gibt noch eine zweite Möglichkeit, Musik einzusetzen, auf eine andere Weise. Wenn man **Fröhlichkeit** einkehren lassen möchte, wenn die Stimmung zu traurig oder lustlos ist, dann kann man auch einmal wirklich **lustige, fröhliche Musik** spielen lassen, vielleicht gar selber mitsingen und tanzen. Denn diese Fröhlichkeit, diese „Lust zum Leben", initiiert und verstärkt durch die Musik, geht dann auf den Menschen über und so auch auf das Kätzchen.

Wichtig immer: **Lärm mag keine Katze...** Also weder die Entspannungsmusik noch die Frohnaturmusik zu laut aufdrehen, auch wenn es uns als Mensch schwer fallen mag. Aber unsere Katzen hören immer intensiver und deutlicher als wir, und dies müssen wir berücksichtigen.

Gerade bei aggressiven Katzen empfehle ich oft Entspannungsmusik. Und auch bei **Epilepsie** kann diese Art von ruhiger Musik gerne unterstützend eingesetzt werden.

Musik, ein ganz einfaches, kostenloses Mittel, um ein Kätzchen ein wenig oder noch mehr ins Gleichgewicht zu bringen.

Olivenöl

Aus Oliven gewonnen, ist Olivenöl eine großartige Hilfe, wenn die Katze zur **Verstopfung** neigt. Denn das Öl „schmiert" und wirkt ein wenig wie ein Abführmittel.

Entsprechend sollte eine Katze, die zur Verstopfung neigt, am besten regelmäßig ein wenig Olivenöl ins Futter bekommen. Bei akuter Verstopfung der Katze eine gute Menge Olivenöl geben, pur anbieten oder ins Futter mischen; dies hilft i.d.R. immer gut und recht sofort.

Aber auch im Hinblick auf **Haarballen** ist Olivenöl eine gute Hilfe für den kleinen Tiger, weil es die Haare leichter „runter rutschen" läßt.

Zusätzlich kann Olivenöl **vorbeugend gegen Herz- und Kreislauferkrankungen** gegeben werden.

Wichtig ist bei Olivenöl für unsere Katzen, **kalt gepreßtes und natives (extra vergine,** die italienische Bezeichnung) zu wählen. Natives Olivenöl ist so gesehen immer kalt gepreßt; es handelt sich hier um ein naturbelassenes Olivenöl, das bei schonend niedrigen Temperaturen aus der ersten Pressung hergestellt wird.

Die Katze kann ca. **einen halben Teelöffel** Olivenöl pro Mahlzeit in ihr Futter bekommen. Bei akuter Verstopfung ruhig einen ganzen Teelöffel bis einen Eßlöffel geben, gerne zuerst pur versuchen. Meist spürt die Katze, daß es ihr hilft.

Was passieren kann, wenn die Katze zu viel Olivenöl erhält, ist, daß sie nun zu Durchfall neigt. Dies wird von selber zurück gehen, wenn man das Olivenöl erst einmal weg läßt. Hier dann langfristig die Menge reduzieren.

Olivenöl ist somit das beste natürliche Mittel bei Verstopfung und eine gute Hilfe gegen Haarballen.

Pfefferminze

Frische Pfefferminzblätter für unsere Katzen? Ja, aber nur äußerlich.

Pfefferminze brauchen wir hier am besten frisch, also als Pflanze im Kräutertopf, auf der Fensterbank, auf dem Balkon oder natürlich im Garten.

Denn Pfefferminze wirkt gegen **Flöhe und Zecken!** Man nimmt einfach ein paar Blätter Pfefferminze und reibt den Tiger damit ein. Dies macht man alle ein bis zwei Tage, bis die Katze keine Flöhe mehr hat.

Vorbeugend gegen Zecken kann man diese Prozedur einmal im Monat machen.

Eine ganz einfache, natürliche Variante und die beste Möglichkeit, auch hier die Chemie zu vermeiden.

Und, meine eigenen Katzen fanden diese Minzeinreibung einfach nur spaßig – und haben danach lecker nach Kaugummi gerochen...

Pfefferminze – das natürliche Mittel gegen Flöhe und Zecken.

Propolis

Propolis ist ein **Nebenprodukt der Bienen.** Es wird auch **Kittharz oder Baumharz** genannt. Bestimmte Bienen sammeln von bestimmten, unterschiedlichen Bäumen das Harz und bringen es in ihren Bienenstock, um diesen hiermit zu verkleben und so winterfest zu machen.

Propolis gilt als ein starkes **natürliches Antibiotikum.**

Gegen **Bakterien, Viren und Pilze** wendet sich Propolis, und besonders hervorzuheben ist die großartige Wirkung gegen **Herpesviren.**

Aber auch die **Wundheilung** wird von Propolis gefördert, insbesondere bei **Narben,** auch **regeneriert es Gewebe.** Ferner wirkt Propolis **entzündungshemmend.**

Auch **Erkrankungen der Atemwege** bei unseren kleinen Tigern können mit Propolis gelindert werden.

Insbesondere aber ist Propolis ein großartiges Naturprodukt, um das **Immunsystem unserer Katzen zu stärken,** denn es enthält über 300 Inhaltsstoffe.

Und so können wir für unsere Katzen Propolis sowohl **äußerlich als auch innerlich** anwenden.

Äußerlich bei Herpes, zur Wundheilung, etc., und innerlich zur Stärkung des Immunsystems.

Wie immer gibt es auch bei Propolis sehr unterschiedliche Produkte. Auch ist das Harz, aus dem das Propolis besteht, unterschiedlich, je nach Herkunft bzw. von welchen Bäumen die Bienen das Harz gesammelt haben.

Es werden ebenfalls die verschiedensten Darreichungsformen angeboten.

Für unsere Katzen hat sich zur äußerlichen Anwendung bewährt eine **Tinktur bzw. eine Salbe,** die man auf die entsprechenden Stellen ein- bis zweimal täglich aufträgt.

Soll die Samtpfote Propolis innerlich einnehmen, z.B. zur Stärkung des Immunsystems, am besten ein **Pulver oder ein Spray** wählen, das in kleiner Dosierung täglich der Katze ins Futter gegeben wird.

Hier kann ich aus eigenen Erfahrungen berichten, daß ich selber über Propolis als Spray verfüge, das von meinen eigenen Katzen problemlos im Futter genommen wird, denn es schmeckt süßlich.

Berichtet wurde mir dagegen von der Version als Pulver, die bitter schmecke und somit von der Katze nicht genommen wurde.

Insofern am besten selber einmal austesten, wie es schmeckt bzw.

sich erkundigen, welches Propolis für Katzen gut geeignet ist.

Allerdings gibt es manche Katzen, die auf Propolis **allergisch** reagieren bzw. bei längerer Anwendung eine Allergie entwickeln. Dies ist bitte unbedingt zu beachten, so daß daher anfangs mit einer kleinen Testmenge begonnen werden sollte.

Alles in allem ist Propolis ein starkes natürliches Antibiotikum, das sich insbesondere zur Stärkung des Immunsystems unserer Katzen bewährt hat.

Rosmarin

Rosmarin, noch ein Küchenkraut. Wer muß da nicht an Rosmarinkartoffeln denken... Nein, diese sind nicht wirklich etwas für unsere Katzen, gleichfalls aber auch nicht komplett ungesund.

Aber, Rosmarin ist ein hervorragendes, natürliches Mittel gegen **Flöhe!**

Hierzu nimmt man entweder drei frische Rosmarinzweige oder drei Teelöffel getrockneten Rosmarin (am besten bio), was man mit einem Liter Wasser aufkocht. Nun läßt man diesen Sud abkühlen, um ihn dann durch ein Sieb zu geben.

Diese Flüssigkeit kann man nun in eine Sprühflasche füllen und das Fell der Katze absprühen, wozu ich aber nicht wirklich rate. Denn kaum eine Katze findet es sicherlich lustig, besprüht zu werden. Insofern lieber ein Tuch nehmen, dies mit der Flüssigkeit tränken und dann das Kätzchen sanft mit dem Tuch abreiben.

Und so ist Rosmarin ein kleiner natürlicher Geheimtipp gegen Flöhe.

Rotlicht

Rotlicht, das wärmende, rote Licht einer Rotlichtlampe, kann bei einigen Beschwerden auch unseren Katzen gut tun.

Dieses spezielle Licht bietet zum einen eine **angenehme Wärme,** zum anderen wirkt sich das rote Licht **stimulierend auf den Organismus** aus.

Insbesondere hilfreich ist Rotlicht bei allen **Beschwerden des Bewegungsapparates** (nicht aber wenn hier Entzündungen vorliegen!), zur Wundheilung und bei **alten, schwachen Tieren.**

Da Rotlicht jedoch naturgemäß eine Wärmequelle ist, ist es ganz wichtig, genau zu beobachten und **bei der Katze zu bleiben,** denn es darf ihr nicht zu heiß werden, es sollte also ein gewisser Abstand eingehalten werden.

Vertrauen Sie auch hier Ihrer Katze, welchen Abstand sie von sich aus wählt und ob sie das Rotlicht überhaupt als angenehme Hilfe spürt. Wenn ja, wird sie auch hier von selber gerne in der Nähe dieser Lichtquelle liegen. Wenn nein, wird sie den Abstand erhöhen oder das Rotlicht meiden.

Also bitte immer dabei bleiben und abfühlen, daß es der Katze nicht zu heiß wird.

Für manche Katze mag es für sich hilfreich und schön sein, wenn der Mensch das Rotlicht mit ihr gemeinsam genießt. Dann hat der kleine Tiger nicht nur das wärmende Licht bei sich, sondern auch die Liebe seines Menschen.

Ganz wichtig ist, daß Rotlicht **niemals bei Entzündungen** angewandt wird, welche auch immer Denn hier könnte es die Entzündung noch verschlimmern, und das wollen wir natürlich nicht. Sind Sie unsicher, ob es sich um eine Entzündung handelt, würde ich vorsichtshalber auf das Rotlicht verzichten.

Ebenso wichtig ist, Rotlicht nicht bei Tieren anzuwenden, die sich noch nicht oder nicht mehr bewegen können, also nicht bei zu kleinen Katzenbabys und nicht bei bewegungslosen, z.B. bewußtlosen Tieren. Denn es ist essentiell, daß sich die Katze, wenn es ihr zu heiß wird, sofort vom Licht entfernen kann bzw. den Abstand von selber erhöhen kann. Aber auch bei Katzenkindern, die „wild durch die Gegend toben", sollte Rotlicht nicht benutzt werden, einfach weil die Kleinen zu ungestüm sind und so aus Versehen zu dicht an die Rotlichtlampe kommen könnten, die dann zu heiß ist.

Alles in allem ist Rotlicht eine gute Unterstützung vorrangig bei Bewegungsbeschwerden, bei geschwächten Tieren und natürlich eine Wärmequelle, wenn die Katze Wärme braucht (z.B. wenn sie sich verkühlt hat), dies aber immer unter Beobachtung.

Thymian

Thymian, das Gewürz, das viele von uns auch in der Küche verwenden.

Thymian ist das beste natürliche Mittel, das ich kenne, das **Bandwürmer austreibt.** Wann immer ich einen „unliebsamen Gast" am Po meiner Katze entdecke, bekommt sie Thymian.

Zusätzlich wird Thymian nachgesagt, den **Appetit anzuregen** und bei **Gallenproblemen** zu helfen.

Man nimmt einfach das Gewürz aus der Küche, also Thymian getrocknet, am besten natürlich die Biovariante, ebenso prima aber ist auch frischer Thymian.

Hiervon erhält das Kätzchen bei den entsprechenden Beschwerden täglich ein wenig ins Futter, ca. eine gute Messerspitze pro Fütterung. Bei Wurmbefall sollte sie schon ein paar Tage lang dieses Küchenkraut erhalten.

Thymian ist somit das beste natürliche Mittel gegen Bandwürmer.

Ulmenrinde

Ulmenrinde wird im Handel in Pulverform angeboten. Es wird hergestellt aus der inneren Borke, der Rinde, einer bestimmten Ulmenart, die vorrangig in Kanada und Nordamerika vorkommt.

Gibt man Wasser zum Ulmenrindenpulver, bildet sich ein Schleim, der, wenn aufgenommen, sich **beruhigend und entzündungshemmend auf die Schleimhäute** auswirkt.

Und so ist Ulmenrinde ein großartiges natürliches Heilmittel bei **Magen-/Darmerkrankungen, bei Übelkeit, Erbrechen, Durchfall, Verstopfung und Gastritis.**

Bewährt hat sich die Gabe von Ulmenrinde im Falle von Magenbeschwerden des Kätzchens kurz vor der Fütterung.

Auch **nierenkranke Katzen** profitieren von Ulmenrinde, da auch ihr Magen-/Darmtrakt hierdurch positiv beeinflußt wird.

Die Katze erhält **ein- bis dreimal am Tag einen Achtel bis einen Viertel Teelöffel Ulmenrinde mit 5 bis 10 ml Wasser.**

Ulmenrinde bitte niemals pur bzw. trocken geben, sondern immer mit Wasser zusammen.

Eine Möglichkeit ist, der Katze dies nun per Spritze (ohne Nadel) sanft und nach und nach ins Mäulchen zu geben. Frißt die Katze nicht, ist dies natürlich die beste Wahl.

Da ansonsten aber die Gabe per Spritze nicht wirklich schön ist, viele Katzen dies nicht mögen, es auch eine Art von „Zwang" darstellt, kann man zum einen auch einmal versuchen, ob die Katze dies auch so und pur angeboten problemlos nimmt.

Alternativ gibt man Ulmenrinde mit Wasser einfach aufs Futter.

Meine Katzen und ich haben Ulmenrinde getestet. Ich selber fand den Geschmack ziemlich neutral, meine Katzen haben es anstandslos mit dem Futter gefressen. Dennoch aber sind nicht alle Katzen gleich, denn ich kenne auch Berichte, daß Katzen Futter mit Ulmenrinde verweigen. Insofern auch hier bitte einfach ausprobieren.

Wichtig ist aber auch zu wissen, daß man Ulmenrinde nicht gleichzeitig mit Medikamenten geben sollte, mindestens mit einer Stunde Abstand vor der Medikamentengabe oder erst nach der Medikamentengabe. Denn Ulmenrinde kann die Aufnahme der Medikamente beeinträchtigen.

Ulmenrinde ist somit ein wirklich gutes Hilfs- und Heilmittel bei allen Beschwerden im Magen-/Darmtrakt.

Welches

Heilmittel

wann?

Abwehrkräfte

Kokosöl

Moringa

Propolis

Aggressionen

Magnetfeldmatte

Musik

Akne

Aloe Vera

kolloidales Silber

Allergien

Aloe Vera

Altersschwäche

Magnetfeldmatte

Moringa

Löwenzahn

Rotlicht

Antibiotikum (natürliches)

Honig

kolloidales Silber

Propolis

Appetitlosigkeit

Bierhefe

Honig

Löwenzahn

Thymian

Arthritis, Arthrose

Aloe Vera

CBD-Öl

Grünlippmuschelpulver

Kokosöl

Körnerkissen

Magnetfeldmatte

Moringa

Löwenzahn

Rotlicht

Atemwege (allgemein)

Propolis

Augen/Sehkraft

Möhren

Moringa

Augenentzündung

kolloidales Silber

Moringa

Autofahrt

Musik (Entspannungsmusik)

Bakterien (antibiotische Wirkung)

Algen

Honig

kolloidales Silber

Propolis

Bandscheibenvorfall

Körnerkissen

Beruhigung

Magnetfeldmatte

Musik (Entspannungsmusik)

Bewegungsapparat

Körnerkissen

Magnetfeldmatte

Rotlicht

Blähungen

Morosche Karottensuppe

Blase / Blasenschwäche

Kürbiskerne

Blutarmut

Honig

Blutfunktion

Algen

Bluthochdruck

Aloe Vera

Moringa

blutreinigend

Algen

Löwenzahn

Bronchitis

Halswickel

Propolis

Darmentgiftung

Algen

Aloe Vera

Bierhefe

Heilerde

Darmparasiten

kolloidales Silber

Darmsanierung

Algen

Bierhefe

Heilerde

Joghurt

Kokosöl

kolloidales Silber

Morosche Karottensuppe

Ulmenrinde

Diabetes

Algen

Aloe Vera

Durchblutung

Magnetfeldmatte

Durchfall

Bierhefe

Heilerde

Joghurt

Morosche Karottensuppe

Ulmenrinde

Ekzeme

Honig

Energielieferant

Honig

Entgiftung

Algen

Heilerde

Löwenzahn

Moringa

Entspanung

CBD-Öl

Magnetfeldmatte

Musik

Entwässerung

Löwenzahn

Entzündung äußerlich

Aloe Vera

Apfelessig

Honig

kolloidales Silber

Propolis

Entzündung allgemein

Aloe Vera

CBD-Öl

Honig

kolloidales Silber

Moringa (vorbeugend)

Propolis

Eosinophiles Granulom

Aloe Vera

Epilepsie

CBD-Öl

Musik (unterstützend, Entspanungsmusik)

Erbrechen

Ulmenrinde

Erkältung

Honig

Propolis

Rotlicht

Fell

Aloe Vera

Bierhefe

Moringa

Flöhe

Apfelessig

Bierhefe

Pfefferminze

Rosmarin

Galle

Löwenzahn

Thymian

Gastritis

Ulmenrinde

Gelenkfehlstellungen

Grünlippmuschelpulver

Magnetfeldmatte

Rotlicht

Giardien

kolloidales Silber

Morosche Karottensuppe

Gingivitis (Zahnfleischentzündung)

kolloidales Silber

Haarballen

Kürbiskerne

Olivenöl

Halsentzündung

Halswickel

Honig

kolloidales Silber

harntreibend

Löwenzahn

Haut

Aloe Vera

Bierhefe

kolloidales Silber

Herpes

kolloidales Silber

Propolis

Herz

Aloe Vera

Olivenöl (vorbeugend)

Herz-/Kreislauferkrankungen

Olivenöl (vorbeugend)

Husten

Honig

Propolis

Immunsystem

Algen

Aloe Vera

Honig

Kokosöl

Magnetfeldmatte

Moringa

Propolis

Infekt

Algen

Moringa

Propolis

Insektenstiche

kolloidales Silber

Kehlkopfkatarrh

Halswickel

Propolis

Knochenbrüche

Magnetfeldmatte (unterstützend)

Kolik

Löwenzahn

Krebs / Tumore

Algen

Aloe Vera

CBD-Öl (unterstützend bei Schmerzen)

Möhren (vorbeugend)

Moringa

Kreislauf

Olivenöl (vorbeugend)

Lahmheit

Magnetfeldmatte

Rotlicht

Leber

Bierhefe

Löwenzahn

Lungenwürmer

kolloidales Silber

Magen / Darm

Bierhefe

Heilerde

Löwenzahn (Magen)

Ulmenrinde

Magenkrämpfe

Löwenzahn

Ulmenrinde

Milben

Apfelessig

Bierhefe

kolloidales Silber

Pfefferminze

Rosmarin

Muskelzerrung

Körnerkissen

Rotlicht

Nährstoffbedarf erhöht

Algen

Narben

Propolis

Nerven

Bierhefe

Neurodermitis

kolloidales Silber

Nieren

Löwenzahn

Ulmenrinde (unterstützend)

Nierensteine

Kürbiskerne (vorbeugend)

Ohrmilben

Apfelessig

Kokosöl

kolloidales Silber

Osteoporose
Moringa

Rotlicht

Parasiten allgemein
Algen

Kokosraspeln (vorbeugend)

Pilz
Kokosöl

kolloidales Silber

Rachenentzündung
Halswickel

kolloidales Silber

Propolis

Regeneration
Löwenzahn

Magnetfeldmatte

Rheuma

Kokosöl

Löwenzahn

Moringa

Rotlicht

Schleimhäute

Ulmenrinde

Schmerzen

CBD-Öl

Magnetfeldmatte

Schnittwunden

kolloidales Silber

Schwäche

Rotlicht

Silvester

Musik (Entspannungsmusik)

Skeletterkrankungen

Magnetfeldmatte

Sonnenbrand

kolloidales Silber

Spondylose

Aloe Vera

Grünlippmuschelpulver

Kokosöl

Körnerkissen

Löwenzahn

Magnetfeldmatte

Moringa

Rotlicht

Stoffwechsel

Algen

Bierhefe

Honig

Löwenzahn

Stomatitis (Mundschleimhautentzündung)

kolloidales Silber

Streß

Magnetfeldmatte

Musik (Entspannungsmusik)

Traurigkeit

Musik (fröhliche)

Übelkeit

Ulmenrinde

Übergewicht

Moringa

Unterzuckerung

Honig

Verbrennungen

Aloe Vera

Verdauung

Kokosraspeln

Kürbiskerne

Moringa

verjüngend

Löwenzahn

Moringa

Verkühlung

Rotlicht

Verstauchung/Zerrung

Körnerkissen

Magnetfeldmatte

Rotlicht

Verstopfung

Joghurt

Olivenöl

Ulmenrinde

Viren

Algen

kolloidales Silber

Moringa

Propolis

Viruserkrankungen

Moringa

Warzen

kolloidales Silber

Wunden

Aloe Vera

Honig

kolloidales Silber

Propolis

Würmer

Kokosraspeln (vorbeugend)

kolloidales Silber

Kürbiskerne

Möhren

Thymian

Zahnstein

Algen

Zecken

Apfelessig

Bierhefe

Pfefferminze

Rosmarin

Nachwort

Ich selber war so fasziniert beim Schreiben dieses Buches, denn natürlich habe ich auch viel recherchiert, über die großartigen (Heil-)Möglichkeiten in der Natur.

Schon jetzt, noch vor Veröffentlichung, konnte ich mit diesem weiteren Wissen vielen Katzen zusätzlich zu mehr Gesundheit und Wohlbefinden weiter helfen.

Und ein großer Wunsch und Hoffnungsschimmer von mir bleibt, daß alle Menschen wieder mehr zurück zu diesen natürlichen Heilmöglichkeiten finden, die mit der Natur und im Sinne der Natur arbeiten und nicht gegen sie.

Ihre und Eure

Kirsten Schulitz

Weitere

Katzenratgeber

von

Kirsten Schulitz

Das Katzengesundheitsbuch

Krankheiten vermeiden und das Immunsystem stärken

mit einer gesunden Katzenernährung

ohne körperliche und seelische Belastungen

ISBN 978-3738627459

Symptomatische Homöopathie für Katzen

Homöopathische Hausapotheke

ISBN 978-3848221943

Ganzheitliche Katzenfibel

Alternativer Ratgeber

für ein glückliches und gesundes Katzenleben

ISBN 978-3837092882

Niereninsuffizienz bei Katzen

gezielt mit Homöopathie

und der richtigen Ernährung

selbst behandeln

ISBN 978-3744887991

Zahnfleischentzündung bei Katzen

mit Homöopathie und mehr Naturheilkunde
selbst behandeln
ISBN 978-3752813562

Katzenschnupfen

mit Homöopathie selbst behandeln
ISBN 978-3752873283

Haut- und Fellprobleme bei Katzen

mit Homöopathie, weiteren natürlichen Heilmitteln
und der richtigen Ernährung selbst behandeln
ISBN 978-3752820065

Hilfe, meine Katze leckt sich kahl!

Ursachen und Behandlungsmöglichkeiten,
wenn die Katze sich ihr Fell ausleckt;
mit Bachblüten und Homöopathie
ISBN 978-3741255892

Kirsten Schulitz

im Internet:

www.Katzensprechstunde.de

Ganzheitliche Katzenberatung online und weltweit

Katzenhomöopathie und -psychologie

www.naturgesunde-Katze.de

Gesunde Katzen durch Homöopathie und eine natürliche Basis

www.youtube.com/katzensprechstunde

Videos mit vielen Infos für unsere Katzen

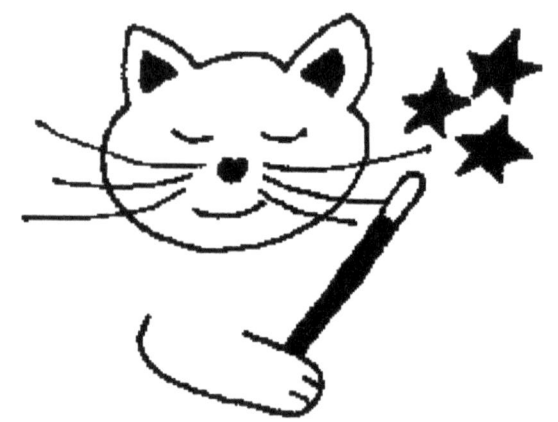